AF463440

COMMUNICATION A LA QUATORZIÈME SESSION

DE

L'ASSOCIATION FRANÇAISE D'UROLOGIE

PARIS, OCTOBRE 1910

LA RADIOGRAPHIE INSTANTANÉE

appliquée à l'examen des voies urinaires

PAR

LE Dr ARCELIN

LYON
IMPRIMERIE J. VERNAY
2, rue du Plat

1910

COMMUNICATION A LA QUATORZIÈME SESSION

DE

L'ASSOCIATION FRANÇAISE D'UROLOGIE

PARIS OCTOBRE 1910

LA

RADIOGRAPHIE INSTANTANÉE

appliquée à l'examen des voies urinaires

PAR

LE Dr ARCELIN

LYON
IMPRIMERIE J. VERNAY
2, rue du Plat

1910

LA

RADIOGRAPHIE INSTANTANÉE

appliquée à l'examen des Voies urinaires

A l'état normal, le rein est mobile sous la double action des mouvements respiratoires et des battements artériels. Cette notion joue un rôle de premier ordre dans l'étude radiographique de cet organe. Pour simplifier le problème, prenons comme exemples, des calculs de diverses dimensions. Supposons-les soumis pendant le temps nécessaire pour obtenir une bonne radiographie à des déplacements verticaux de 20, 10, 5 millimètres. Etudions l'aire de projection de ces divers calculs en les supposant de forme rectangulaire, successivement de 400, 100, 25 millimètres carrés. L'anticathode étant à l'infini et le mouvement uniforme.

Dans le cas d'un déplacement de 2 centimètres, on constate qu'un calcul de 2 centimètres de côté projette une ombre au niveau de la plaque sensible sur une surface double de celle qu'aurait l'aire de projection du calcul immobile. Il en résulte que cette ombre n'aura comme valeur photographique que la moitié de celle qu'aurait donné un calcul fixe (voir fig. 1, A). Si le calcul n'a qu'un centimètre de côté, l'ombre projetée avec un déplacement de 2 centimètres se répartira sur une surface triple. Celle-ci n'aura, comme valeur photographique, que le tiers de celle qu'aurait donné un calcul fixe (voir fig. 1, B). Enfin, si le calcul n'a que 5 millimètres de côté et un déplacement de 2 centimètres, l'ombre photographique se répartissant sur une surface quintuple n'aura plus qu'un cinquième de sa valeur (voy. fig. 1, C).

Supposons les mêmes calculs soumis à un déplacement moindre, 5 millimètres par exemple. Dans le cas d'un calcul de 2 centimètres de côté, l'aire de projection se dessinera sur la plaque radiographique sous la forme

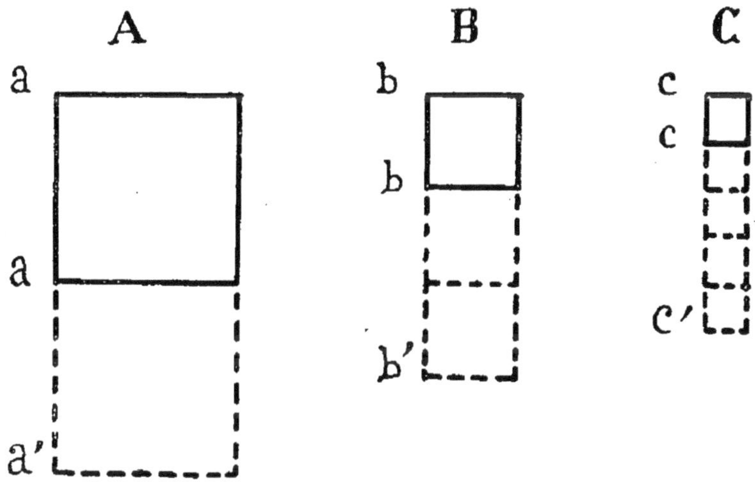

Fig. 1. — Calculs se déplaçant de 2 centimètres, le chemin parcouru est figuré en pointillé.

A, calcul *aa* se déplaçant suivant *aa'*. — B, calcul *bb* se déplaçant suivant *bb'*. — C, calcul *cc* se déplaçant suivant *cc'*.

d'une ombre *a'a* (voir fig. 2) très marquée qui n'a jamais été démasquée pendant le temps de pose et donnera une teinte correspondant à l'opacité spécifique du calcul. A chacune des extrémités de cette ombre *a'a* se trouvera une ombre *a'a* répondant aux parties de la plaque qui n'ont été protégées que pendant une partie du temps de pose. Les dimensions de cette ombre seront respectivement de 5 millimètres c'est-à-dire égales au déplacement subi par le calcul. Elle sera très atténuée.

Le calcul de 1 centimètre de côté donnera une ombre semblable, une partie centrale très marquée, répondant à l'opacité spécifique du calcul et deux extrémités moins marquées.

Le calcul de 5 millimètres de côté se déplaçant sur une hauteur égale à son côté ne donnera plus qu'une ombre dont la valeur photographique sera la moitié de celle répondant à son opacité spécifique. Nous retombons alors dans le premier cas examiné.

Enfin si nous supposons ces mêmes calculs complètement immobiles pendant tout le temps de pose, chaque

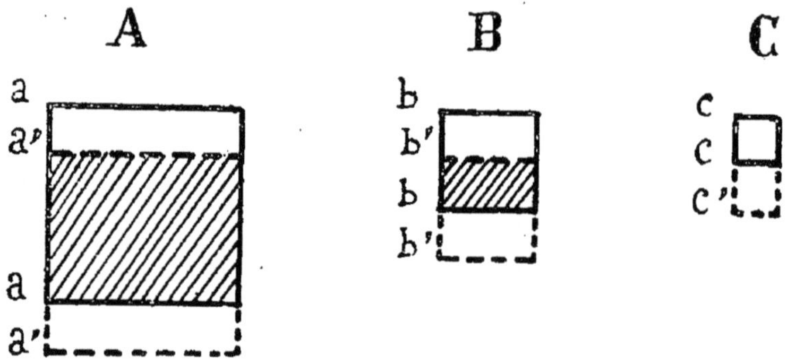

Fig. 2. — Calculs se déplaçant de 5 millimètres.

A. calcul *aa* se déplaçant en *a'a'*. La partie *a'a* n'est jamais démasquée. — B. calcul *bb* se déplaçant en *b'b'*, la partie *b'b* n'est jamais démasquée. — C, le calcul *cc* se déplace en *c'c*, aucune partie de la plaque n'est protégée pendant tout le temps de pose.

ombre projetée aura des contours parfaitement nets, dépourvus de toute espèce de halo. Dans ces conditions, les plus petits calculs, comme les plus volumineux, donneront une ombre dont la valeur répondra exactement à leur opacité spécifique.

En pratique, on peut dire qu'un calcul se déplaçant pendant le temps de pose d'une longueur égale ou supérieure à son côté n'est plus reconnaissable sur la plaque. Lorsque le déplacement est moindre, la partie centrale est seule bien visible, ses extrémités se confondent avec les ombres ambiantes. Dans ce cas, la présence du calcul est identifiée, mais il reste très délicat d'apprécier ses dimensions, sa forme. Seule la fixité absolue du calcul permet d'obtenir une ombre à contours nets, de faire un diagnostic précis. Il faut bien retenir que la mobilité des calculs fait disparaître d'autant plus facilement leurs ombres radiographiques qu'ils sont plus petits. Un déplacement de 5 millimètres pour un calcul de 2 centimètres permettra encore d'obtenir une ombre bien marquée à sa partie centrale, mais ce même déplacement pour un calcul de 5 millimètres ne donnera plus qu'une ombre uniformément atténuée de moitié qui, dans la grande majorité des cas, ne révèlera pas la présence du calcul. Cette connaissance est des plus importantes au point de vue pratique. Si un volumineux calcul se dessine avec des contours flous, il faut se rappeler qu'à côté de lui d'autres petits calculs ont pu passer inaperçus par le fait de leur mobilité. J'ai eu l'occasion de montrer en 1907 (1) un exemple typique de cette différence de visibilité des calculs suivant leur taille et leur mobilité.

Avec des temps de pose un peu longs, pour faire un diagnostic précis, il faut donc immobiliser le rein. Les nombreuses recherches auxquelles je me suis livré me permettent de dire que les moyens employés pour arriver à cette immobilisation sont loin d'être toujours fidèles. Chez certains malades, malgré tous les soins pris, je n'ai pu obtenir que des ombres peu nettes de volumineux calculs. L'intervention pratiquée chez ces malades a montré ultérieurement qu'à côté des calculs signalés par la radiographie il en existait quelquefois de plus petits non diagnostiqués, simplement par suite de leur mobilité. Chez d'autres malades, non opérés, il est très possible pour la même raison que le diagnostic clinique de lithiase n'ait pas été confirmé par la radio-

(1) *Association française d'Urologie*, procès verbaux, mémoires et discussions, Paris, octobre 1907. Planche XVI.

graphie. Au début de mes recherches, lorsqu'il fallait 1 minute de pose par centimètre d'épaisseur du malade, il était très rare d'obtenir des ombres de calculs à contours nets. Quelques malades seulement permettaient d'arriver à ce résultat. Ce sont ceux chez lesquels le rein était immobilisé par un processus pathologique. Ainsi chez un malade atteint de cancer du rein et de lithiase, l'ombre du calcul s'est dessinée avec une netteté parfaite, et cela malgré 20 minutes de pose. Chez un autre sujet, une périnéphrite considérable avait donné au rein une fixité absolue. Il en est de même avec les reins très abaissés; par suite de leur position, les mouvements du diaphragme ne se transmettent pas jusqu'à eux ou sont facilement arrêtés par le ballon compresseur. Dans deux cas, grâce à cette circonstance, nous avons pu obtenir des ombres de calculs à contours parfaitement nets. Enfin, je dois ajouter que cette mobilité du rein chez un sujet sain est des plus variable. Chez certains sujets le diaphragme est puissant, doué d'une amplitude de mouvement considérable; alors la meilleure compression n'arrive pas à immobiliser le rein. Chez d'autres, au contraire, le diaphragme est faible, à peine mobile. C'est dans ces cas-là que l'on arrive à une immobilisation parfaite, à un diagnostic complet.

Avec d'autres, nous avons pensé qu'il était des plus intéressant et utile pour les malades de sortir de cette incertitude du diagnostic radiographique et d'arriver au maximum de certitude. Puisqu'il est impossible d'immobiliser le rein de certains malades pendant quelques minutes, il est naturel de chercher à abréger le temps de pose. Successivement, en France et à l'étranger, ont paru une série d'appareils permettant d'opérer en des temps de plus en plus courts. Depuis deux ans, les constructeurs nous présentent des dispositifs pour la *radiographie rapide* permettant d'obtenir de bonnes radiographies rénales en 10 à 20 secondes. L'utilisation de ces instruments marque déjà un progrès notable sur les anciennes méthodes qui demandaient quelques minutes de pose. Il était dès lors possible de radiographier les malades en période d'apnée. La mobilité rénale, due au diaphragme, était dès lors hors cause. J'ai obtenu ainsi d'excellentes épreuves sur lesquelles le contour des calculs se dessinait comme tracé au crayon. Les plus petits calculs susceptibles d'être radiographiés ne risquaient plus de passer inaperçus par le fait de leur mobilité. Mais dans certains cas, malgré toutes les précautions prises, il était impossible d'obtenir une épreuve nette. Je rappellerai ici le cas d'un confrère lyonnais dont j'ai déjà parlé devant la *Société de radiologie médicale de Paris*. Il s'agissait d'un rein droit douloureux. Le confrère en question vint me demander un diagnostic radiographique, décidé à se faire opérer si la radiographie lui révélait un calcul opérable. Au niveau du flanc droit, l'épaisseur des tissus était de 25 centimètres. J'expliquais au confrère la difficulté du diagnostic radiographique et la nécessité d'une immobilité absolue pendant le temps de pose. Apparemment, cette immobilité fut conservée, mais sur les trois plaques obtenues à quelques jours d'intervalle, je n'avais qu'une ombre à contours flous, estompée à tel point qu'elle ressemblait à s'y méprendre aux ombres que donne souvent une anse intestinale. Dans ces conditions, il m'était impossible de conclure à la présence d'un calcul. Je priais alors le confrère d'attendre quelques mois et de revenir me trouver lorsque je serais en mesure de le radiographier en une fraction de seconde. J'obtins alors une superbe épreuve qui montra un petit calcul. Celui-ci fut opéré par MM. Bert et Rafin, il pesait 1 gr. 20.

Cet exemple des plus caractéristiques, et qui n'est

pas unique dans ma collection, permet donc d'affirmer que la radiographie rapide pratiquée en quelques secondes ne donne pas encore une certitude absolue et laisse passer certains calculs susceptibles d'être radiographiés par une technique appropriée.

Un nouveau progrès, importé d'Allemagne, est venu cette année contribuer à la diminution du temps de pose. Je veux parler des écrans renforçateurs. J'ai utilisé plusieurs marques de ces écrans et je me suis arrêté à celui qui porte le nom de « Gehler-Folie ». Il donne des images beaucoup plus fines que d'autres écrans. Ces écrans se placent au contact de la plaque radiographique, dans les châssis ordinairement employés, sans rien changer aux installations existantes. Sous l'action des rayons X, ces écrans émettent des radiations lumineuses bleu-violettes qui impressionnent énergiquement le gélatino-bromure. Mais ce n'est pas ici la place de décrire leur emploi; je me contenterai d'exposer les résultats spéciaux qui intéressent les urologistes.

En pratique, avec les installations de radiographie rapide, on peut réduire le temps de pose au 1/10. Ainsi, là où il fallait vingt secondes de pose, avec un écran renforçateur deux secondes seront suffisantes pour obtenir une excellente épreuve. J'ai utilisé cette technique pour plusieurs de mes malades et j'ai obtenu de bons résultats. Voici une radiographie obtenue en 3" sur laquelle on distingue admirablement le contour du pôle inférieur du rein; au niveau du bassinet se dessine un calcul d'une netteté parfaite. On dirait que cette ombre a été limitée au crayon, tant ses limites sont précises! Un peu au-dessous du calcul principal, on distingue l'ombre de deux petits calculs. Après l'intervention, ceux-ci pesaient exactement 25 milligrammes. Ce sont les plus petits calculs que j'ai diagnostiqués et fait opérer. Il est donc faux de dire que l'écran Gelher est à déconseiller dans la recherche des petits calculs.

Voici une autre épreuve obtenue également en 3". Le contour du rein est admirablement visible et net. Mais l'ombre du calcul manque absolument de netteté; on se rend compte que le calcul a bougé pendant le temps de pose. On peut se demander pour quelles raisons s'est produit cette différence de netteté. L'intervention a donné la réponse. Le calcul était libre dans un bassinet distendu par 100 centimètres cubes d'urine environ. On comprend très bien que ce calcul a pu nager dans le bassinet distendu, pendant que le rein, de son côté, restait parfaitement immobile.

Enfin voici une troisième épreuve obtenue chez une femme de 25 centimètres d'épaisseur et 5" de pose. On distingue le pôle inférieur du rein et le calcul du bassinet. Celui-ci avait une forme triangulaire. Par analogie avec d'autres malades radiographiés et opérés, j'ai pu estimer, avant l'intervention, le poids de ce calcul à 2 grammes environ, en réalité il pesait 2 gr. 20. L'ombre de ce calcul, comparativement à d'autres, était peu marquée. Cela tenait non pas à la mobilité du calcul mais simplement à sa faible opacité aux rayons X. Et cependant c'est avec l'écran Gelher que je l'ai diagnostiqué.

En résumé la radiographie rapide, avec ou sans écran renforçateur, permet d'obtenir des ombres de calculs parfaitement nettes, et cela dans la grande majorité des cas. Mais il existe certains malades, comme je viens de le montrer, chez lesquels les calculs ne resteront pas immobiles, même pendant ces temps de pose très courts. Dans ces conditions, de volumineux calculs seront presque toujours, sinon toujours, visibles; mais de petits calculs, par le fait de leur mobilité, pourront passer inaperçus.

En chirurgie urinaire, l'importance d'un diagnostic

radiographique complet n'est plus à discuter. Aussi, sur la demande de M. Rafin, je me suis attaché à maintenir le laboratoire de radiographie de l'hôpital Saint-Joseph au courant des derniers progrès. Mes recherches, pendant cette année, ont porté principalement sur la construction d'appareils puissants, sur leur installation d'une façon commode, agréable pour le malade, le chirurgien et le radiographe. Deux salles ont été utilisées pour ma nouvelle organisation. L'une renferme les appareils producteurs de courant, l'autre est la salle d'examen des malades. Cette dernière ne renferme que des tableaux de commande des appareils et les supports d'ampoule. Un mur de 60 centimètres d'épaisseur sépare ces deux salles. Le courant de haute tension est amené à l'ampoule par deux conducteurs traversant le mur. Par le fait de cette disposition, pendant un examen, ni le malade, ni le chirurgien ne sont troublés par le bruit, l'odeur ou la vue des appareils. Il y a là un véritable progrès réalisé sur la plupart des laboratoires de radiographie dans lesquels les appareils sont accumulés à plaisir pour effrayer les malades et gêner les opérateurs.

Sans entrer dans plus de détails sur l'installation que j'ai décrite dans les *Archives d'électricité médicale*, voici les résultats auxquels je suis arrivé. Actuellement tous les malades urinaires qui me sont adressés, sont radiographiés en un temps de pose qui n'excède pas *un dixième de seconde*. Pour les sujets minces, un douzième, un quinzième suffit. Par contre, les malades dont l'épaisseur dépasse 25 centimètres au niveau de la région lombaire ne sont radiographiés que très difficilement en une fraction de seconde.

Dans ces conditions, la mobilité du rein ou des calculs n'entre plus en jeu. La radiographie instantanée donne à ce point de vue spécial une certitude absolue. La netteté dans les contours est parfaite. Et cette netteté s'accentue pour toutes les parties radiographiées. De telle sorte que bien souvent tous les détails des anses intestinales se dessinent sur la plaque avec la même précision que les contours du rein ou que le calcul lui-même. Avec les temps de pose longs, par le fait des mouvements péristaltiques, la masse intestinale ne laissait que des ombres formant une large plage uniformément floue. Le contour d'un rein ou d'un calcul bien immobilisé se détachait alors avec une visibilité remarquable. Aujourd'hui, avec la radiographie instantanée, il n'en est plus de même, tous les détails se dessinent avec la même netteté. Rien n'a bougé. Seule une différence d'opacité, de forme, de position permet de reconnaître les calculs. La radiographie instantanée, tout en augmentant les chances de voir les calculs, complique le diagnostic en faisant apparaître une multitude de détails que la radiographie posée ne montrait pas. En réalité, cet inconvénient n'est que secondaire et la radiographie faite en une fraction de seconde marque un immense progrès.

Quelques exemples confirmeront cette manière de voir. Voici tout d'abord une épreuve obtenue en un tiers de seconde du confrère dont j'ai parlé précédemment et chez lequel la radiographie posée ne m'avait pas permis de faire un diagnostic certain. Sur cette épreuve obtenue en une fraction de seconde, le calcul se dessine avec une netteté parfaite. Le contour du calcul est aussi précis que celui des parties osseuses. Si l'on examine avec soin cette ombre, on voit qu'elle est divisée en deux parties, l'une supérieure, parfaitement marquée, l'autre inférieure à peine visible. Avant l'intervention, à côté de la radiographie, j'avais montré aux opérateurs un dessin du calcul probable et j'insistais sur les ramifications très minces de celui-ci vers la partie inférieure. Le calcul enlevé répondait en tous points à mon dessin. Pendant l'intervention, le

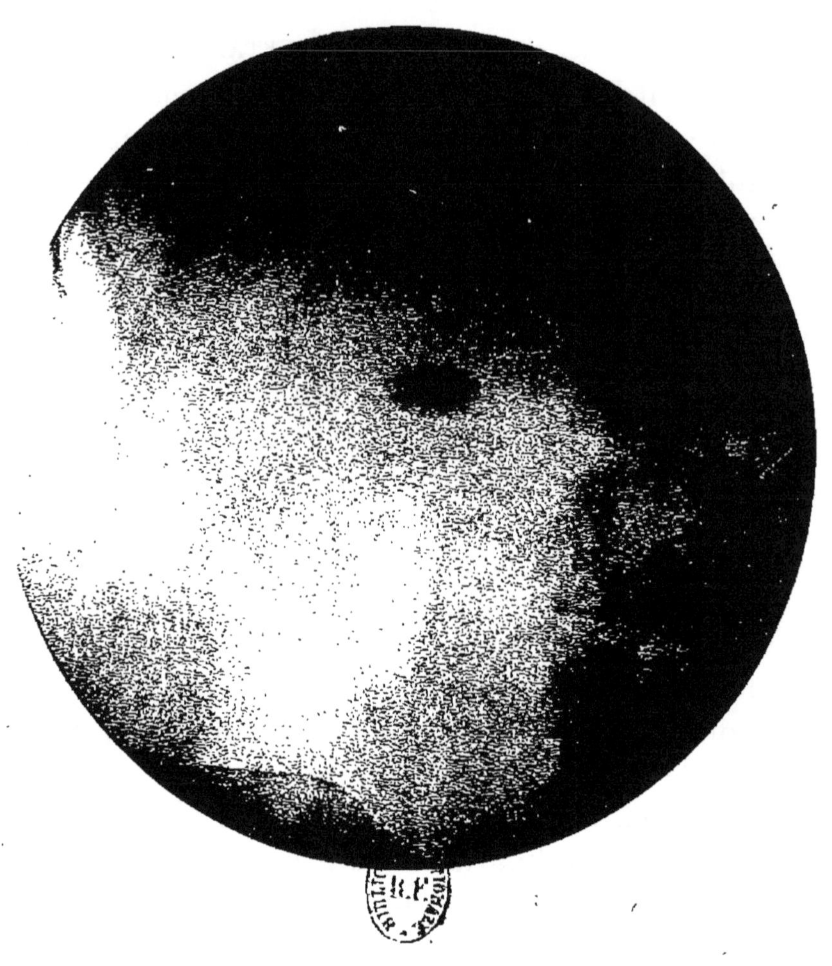

RADIOGRAPHIE DU REIN DROIT DE Mme D.

Epreuve obtenue en 1/10 de seconde. Les contours sont absolument nets; une partie de l'intestin est bien visible; le pôle inférieur du rein se dessine. Calcul de 2 gr. 18, opéré par pyélotomie le 14 Juin 1910 par M. Rafin.

Cliché ARCELIN.

calcul fut brisé et la partie répondant à l'ombre bien visible fut enlevée la première. Sur mes indications on continua les recherches et l'on trouva deux petits fragments répondant aux parties les moins visibles de l'ombre radiographique. Or cette portion du calcul ne fut reconnue et enlevée que grâce à la netteté absolue de la radiographie.

Voici deux autres épreuves montrant des calculs du bassinet, de formes elliptiques. Leurs contours sont absolument nets, le pôle inférieur du rein est parfaitement visible. Tout autour du rein, et par transparence sur cet organe, se dessinent des anses intestinales. Quelques-unes d'entre elles montrent le détail des matières qu'elles contiennent. Dans la radiographie instantanée il y a un grand intérêt, plus que dans la radiographie posée, à ce que l'intestin soit vide.

Enfin je présente une autre radiographie particulièrement remarquable sur laquelle on distingue tout le contour du rein. Dans les calices et le bassinet de ce rein on voit un énorme calcul de 33 grammes. *Ce calcul n'est pas plus opaque aux rayons X que le tissu rénal.* Si la netteté des contours n'était pas parfaite, voilà un calcul qui certainement aurait passé inaperçu. La radiographie instantanée a rendu un immense service à ce malade aujourd'hui opéré et guéri.

Sans aucun doute, la radiographie instantanée permet d'augmenter, dans de très larges mesures, la précision du diagnostic radiographique appliqué à l'examen des voies urinaires. Elle permet de reconnaître des calculs qui, par le fait de leur mobilité, passent inaperçus à la radiographie lente ou rapide. Elle permet de reconnaître des calculs très peu opaques aux rayons X, dont le moindre déplacement pendant le temps de pose ferait disparaître les contours à peine marqués de l'ombre.

Mais avec des temps de pose répondant à une fraction de seconde tous les calculs sont-ils reconnaissables par la radiographie? je ne le crois pas. Est-il possible, à l'intervention, d'enlever tous les calculs reconnus par la radiographie? je ne le crois pas davantage. (Il est bien entendu que je n'ai en vue que les reins contenant de multiples calculs ramifiés). M. Rafin et moi, en vue de nous renseigner sur ces deux questions, avons étudié spécialement quelques cas :

Voici un rein contenant un volumineux calcul ramifié ; après néphrotomie d'un pôle à l'autre, l'opérateur recherche, avec un soin méticuleux, les fragments du calcul, il incise plusieurs lobes qui, par leur dureté, semblaient contenir des calculs; il ne s'arrête que lorsqu'il juge l'opération aussi complète que possible. A ce moment, la néphrectomie est pratiquée en raison de l'état même du rein. Une radiographie faite aussitôt après montra qu'il restait un notable fragment de calcul caché dans un calice.

Autre exemple. Voici un rein dans lequel la radiographie avait montré toute une série de calculs. La néphrectomie est pratiquée, le rein est radiographié aussitôt. Cette nouvelle épreuve met en évidence toute une série de petits calculs, peu opaques, non diagnostiqués sur le vivant.

Ces deux exemples montrent que dans le cas de calculs multiples, ramifiés, la radiographie faite avant l'intervention peut ne pas montrer tous les calculs, que l'opérateur est quelquefois dans l'impossibilité de trouver tous les calculs diagnostiqués. En présence de ces difficultés, lorsqu'il sera utile de conserver le rein, pour être assuré d'avoir pratiqué une opération complète, M. Rafin et moi pensons qu'il y aura lieu de radiographier le rein pendant l'intervention, après l'extériorisation de l'organe et la recherche des calculs. L'épreuve radiographique montrera si l'opération est complète ou non, ce qu'il y aura lieu de faire. Voilà donc la radiographie intimement associée à l'acte opératoire!

Lyon. — Imprimerie J. VERNAY, 2, rue du Plat.

www.ingramcontent.com/pod-product-compliance
Ingram Content Group UK Ltd.
Pitfield, Milton Keynes, MK11 3LW, UK
UKHW012311240726
13966UKWH00005B/1792

9 782012 956926